6

T_c 6s.

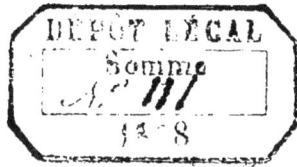

ESSAI

DE TOPOGRAPHIE MÉDICALE

DU BOURG DE GAMACHES

SUIVI DE QUELQUES OBSERVATIONS SUR PLUSIEURS AUTRES COMMUNES

DU CANTON DE GAMACHES,

Par le Docteur MALAPERT (Alphonse),

Médecin du Bureau de bienfaisance, Membre correspondant du Comité
d'Hygiène et de salubrité publique d'Abbeville, et de la Société
médicale d'Amiens.

Ouvrage couronné par la Société médicale d'Amiens, dans sa séance
publique de 1857.

1858

PLAN.

TOPOGRAPHIE
DU BOURG DE GAMACHES.

Considérations générales.

I. — Situation.

Si la beauté du site était l'unique garant d'une complète
salubrité, le bourg de Gamaches ne laisserait rien à désirer.
Il occupe, en effet, une très-jolie position au confluent de la
Vimeuse et de la Bresle, assis sur une pente douce inclinée à
l'ouest. Il est abrité de la trop grande rigueur des vents du
nord par une côte très-élevée, espèce de falaise, qui domine
toute la rive droite de la Vimeuse. Cette côte, véritable roche
calcaire, s'arrondit et s'abaisse au lieu dit le *Mont de la Justice*,
pour longer la rive droite de la Bresle, jusqu'à son embou-
chure dans la mer. Sur ces terrains, que la nature a faits
ingrats, et que nous avons vus tous nus et stériles, s'élèvent
aujourd'hui d'abondantes moissons, conquêtes de l'agriculture
moderne. Au sud-ouest, la belle forêt d'Eu, qui domine toute
la vallée, s'étend en rideau magnifique contre la violence des
vents atlantiques. Deux plateaux fort élevés, couronnés de
beaux bois, modèrent l'âpreté des vents d'est.

II. — Air.

Considéré dans son ensemble, l'air n'est pas chargé de ces
vapeurs méphitiques qui rendent si souvent infecte et malsaine
l'atmosphère des villes et des grands centres. Cette pureté de
l'air tient à l'écoulement prompt et complet des eaux des rues
et des marais, à l'absence d'eau stagnante, à l'usage du bois
comme combustible et au petit nombre d'industries insalubres.
Il faut noter, en effet, que ces industries sont réunies sur un

très-petit espace. Gamaches, il est vrai, est entouré de lieux élevés et plantés ; mais les bois et les forêts en sont distants de plusieurs kilomètres. Ils ne sont pas des obstacles au renouvellement de l'air ; ce sont bien plutôt des écrans qui ralentissent la rapidité des vents. La forêt d'Eu remplit surtout ce but à l'égard des vents d'ouest. Seulement, dans cette exposition à l'ouest, la proximité de la mer, distante de seize kilomètres, amène une grande variété dans la température, des brouillards et des pluies fréquentes. Il est de notoriété vulgaire que l'air est bien moins vif que dans la plaine, si ce n'est dans les marais où existe un courant fort rapide. Je ne puis rien dire de précis sur la température comparée de Gamaches. Elle est plus élevée, et de plusieurs degrés, en été, et moins basse en hiver que dans la plaine, où l'on trouve souvent de la glace alors qu'il n'y en a pas dans la vallée. Je note à ce propos que les phlegmasies aiguës de la poitrine sont bien moins fréquentes que dans les communes élevées qui nous entourent.

III. — Sol.

Le sol est tuffeux et sablonneux, ainsi qu'il a été surtout facile de le constater lors du forage d'un puits artésien. C'est assez dire qu'il est très-favorable à l'imbibition des eaux.

IV. — Rues.

Les rues sont longues, droites et larges. Leur pente est suffisante à l'écoulement facile et complet des eaux. Il est à regretter toutefois que les boues ne soient pas enlevées plus souvent, et que la vue et l'odorat y soient blessés par les purins qu'y versent les basses-cours et par le sang et les immondices qui proviennent des boucheries. Une belle place publique de forme rectangulaire frappe l'attention par son étendue et ses jeunes allées de tilleuls. Grâce à une pente parfaitement dirigée, elle s'égoutte complètement et en très-peu d'heures. Il y a quelques années, ce n'était qu'un vaste terrain couvert d'eau stagnante et de boue.

V. — Rivières, puits.

Qu'elle provienne des puits ou des rivières, l'eau est, en général, douée des qualités que l'on exige d'une eau potable. La quantité de sels calcaires que contient l'eau des puits ne dépasse pas celle reconnue utile ; cependant elle est assez grande dans l'eau du puits artésien pour déterminer des incrustations très-rapides dans les conduits en fonte qui ne portent cette eau que dans un périmètre très-restreint. Jusqu'à quel point la commune, qui ne possède que cinq puits publics, pourrait-elle, par suite d'arrangements rendus faciles par la bonne volonté du propriétaire, tirer quelque avantage de cette eau qui se perd pour la plus grande partie? Nos rivières sont : 1° La Bresle. Par la rapidité presque torrentueuse de son cours, par son insolation et par son aération parfaites, elle réunit toutes les conditions d'une eau saine. Mais elle ne traverse qu'une faible partie du bourg et sa plus grande utilité réside dans sa puissance motrice, une des sources principales de l'aisance de la vallée. 2° Notre seconde rivière est la Vimeuse, bien moins puissante par son volume, alimentant cependant plusieurs usines, mais surtout utile par l'excellente qualité de son eau. Elle coule rapide sur un lit caillouteux que le comité syndical vient de faire convenablement élargir; sa limpidité est parfaite si ce n'est après les grandes pluies, alors elle se charge d'une vase argileuse très-épaisse.

VI. — Résidus de la distillerie.

Il est un abus grave sur lequel je dois m'arrêter : je veux parler des résidus qu'une distillerie de jus de betteraves verse dans la rivière. L'eau, par ce mélange, devient réellement impropre à toute espèce d'usage ; les animaux eux-mêmes la refusent, et je pourrais citer un cultivateur qui a perdu plusieurs porcs dans la boisson desquels on la faisait entrer. Ces inconvénients seront regardés comme bien plus grands encore si l'on considère qu'en aval de l'usine il n'y a pas un seul puits public ; que la rivière, dans cette partie fort étendue de son parcours, traverse des quartiers plus pauvres, privés ainsi totalement d'eau, et qu'enfin la distillation du riz succédant, depuis cette année, à la distillation de la betterave, ces inconvénients seront désormais incessants. Je ne puis mieux faire, pour bien exposer tout ce qu'il y a de grave dans cet abus, que de transcrire les notions suivantes, empruntées à la *Chimie industrielle* de M. Payen : « Déjà nous avons signalé plus haut « les inconvénients graves que peut offrir au voisinage l'éva- « cuation journalière des résidus liquides (vinasses et petites « eaux de rectifications). Non-seulement ces liquides répan- « dent directement une odeur désagréable, mais encore, s'ils « arrivent dans des étangs, mares et même dans des cours « d'eau peu volumineux, ayant peu de vitesse, ils éprouvent « spontanément des fermentations acides et putrides qui « peuvent infecter les eaux dans ces situations et l'air aux « alentours. Si d'ailleurs les terrains sur lesquels de telles « eaux séjournent et se putréfient contiennent des sulfates, et « notamment du sulfate de chaux, généralement répandu « dans la nature, ce sulfate est réduit, sous l'influence dé- « soxydante des matières organiques en fermentation, à l'état « de sulfure de calcium, et ce composé, attaqué par les mêmes « eaux acides, dégage de l'acide sulphydrique, gaz des plus « infects. » (*Chimie industrielle*, page 784). Les premiers mots de cette citation font allusion aux inconvénients en tout semblables que l'on observe dans le voisinage des féculeries (page 480) (1). On trouvera aux mêmes chapitres les moyens, non-seulement de faire disparaître tout ce que ces résidus ont de désagréable et d'insalubre, mais encore de les utiliser au profit de l'agriculture.

VII. — Alimentation.

La viande est généralement bonne. Quoique les expériences et les faits tendent à démontrer l'innocuité de la chair des

---

(1) Frappé de la gravité de ces abus, le gouvernement vient d'insti- tuer, pour les départements du Nord et du Pas-de-Calais, une commis- sion chargée d'étudier les moyens d'y remédier.

animaux morts de maladies contagieuses, je crois cependant
devoir consigner dans ces notes que de la viande provenant de
vaches atteintes de pneumonie contagieuse a été livrée à la
consommation. Je ne suis pas le seul sachant que des moutons
morts de tympanite, suite de l'ingestion de trèfle mouillé de
rosée, ont été vendus aussi pour de la viande de bonne qualité. Dans l'appréciation des faits cités comme preuves de
l'innocuité de la chair cuite, bien entendu, des animaux mor-
veux, farcineux, abattus ou morts de typhus contagieux ou
ayant succombé à la phthisié, à la pneumonie également contagieuse, a-t-on tenu compte de la période de la maladie pendant laquelle la mort est survenue, du temps qui s'est écoulé
entre l'instant de la mort et l'époque où la viande a été con-
sommée ? Cette dernière circonstance me paraît surtout im-
portante. Dans ces conditions, en effet, la décomposition putride des cadavres est bien plus rapide et nos bouchers ne
renouvellent pas leurs provisions aussi souvent que leurs
confrères des villes. N'est-il pas à craindre dès lors que la putréfaction de ces viandes ne soit, au moment où l'on s'en sert,
trop avancée pour que la coction détruise les produits dange-
reux qui peuvent s'y être développés ? Il serait à désirer, dans
l'intérêt de la classe ouvrière, que la viande fut divisée en
deux catégories et vendue selon la qualité des morceaux.

VIII. — Pain.

Le pain, celui de seconde qualité surtout, laisse bien souvent à désirer. Il est trop peu cuit et fait avec des farines
avariées ou mélangées, notamment avec de la farine de fèves.
Il doit être l'objet d'une surveillance d'autant plus exacte
qu'un plus grand nombre de familles se trouve dans la nécessité de s'adresser aux boulangers, dans les villages éloignés de
la forêt surtout, et voici pourquoi : jusque dans ces derniers
temps, le blé se vendait par petites quantités, accessibles aux
plus petites bourses ; il ne se vend plus aujourd'hui que par
hectolitre ; il en résulte que le menu peuple ne peut plus s'ap-

provisionner chez le cultivateur, qui préfère, de son côté, avoir affaire avec les fariniers. En outre, le combustible devient rare et d'un prix très-élevé, principalement dans les localités où l'éteule ou esteule était, comme dans tout le Vimeux, le combustible presque exclusivement employé au chauffage des fours. On sait que l'éteule a disparu depuis que la faux a remplacé la faucille dans le sciage des blés. Au total, beaucoup de petits ménages ne peuvent plus faire leur pain comme par le passé.

IX. — Poisson.

Le poisson qui, avant l'établissement des chemins de fer, nous arrivait en abondance de Tréport et de Caieux, n'est plus que du fretin. C'est une privation réelle pour la population gamachoise, fortement ichtyophage. La Vimeuse fournit, mais en petite quantité, des anguilles justement célèbres. La Bresle est très-riche en écrevisses, en anguilles et en truites fort recherchées. Cette ressource précieuse disparaîtra bientôt si l'administration municipale ne fait pas exécuter avec plus d'empressement les lois et réglements relatifs à la pêche.

X. — Lait.

Il n'est pas d'usage, dans les petites localités, de soumettre le lait aux vérifications usitées dans les villes. Bien que le mélange d'eau avec le lait consommé dans Gamaches soit la seule fraude présumée, cependant il en résulte un dommage réel pour le consommateur et, quoique cette faute ne soit pas directement dangereuse, elle n'en doit pas moins cesser d'être tolérée.

XI. — Légumes.

Les tubercules et les racines nous viennent presque tous du canton de St.-Valery, et ils sont d'excellente qualité. Les légumes frais nous sont surtout fournis par les potagers d'Abbeville.

XII. — Boissons.

Un assez grand nombre de ménagers se trouve, depuis quelque temps, réduit à la nécessité de faire de l'eau sa boisson habituelle, par suite de la cherté des pommes. Quelques uns font usage d'une boisson aigrelette produite par la fermentation du son ; elle est assez agréable à boire et paraît très-saine. D'autres, plus aisés, boivent de la bière qu'ils préparent eux-mêmes. Mais la boisson usuelle est le cidre de pommes ; quand il est bien préparé, il constitue une boisson agréable, saine et suffisamment alcoolisée puisqu'il contient, d'après l'analyse de Brande 9/87 d'alcool pour cent. Cette proportion est au-dessus de celle que l'on rencontrerait dans nos cidres ordinaires, mais on peut leur appliquer, cependant ce que M. Rostan dit du cidre en général, qu'il regarde, orsqu'il n'est pas trop nouveau, comme une boisson saine et généreuse, qui produit la plupart des effets du vin. Trop nouveau, en effet, il occasionne un dégagement considérable de gaz dans les intestins et la diarrhée. Trop vieux, c'est-à-dire, après un séjour de 12 à 15 mois dans le tonneau, il devient souvent, par la fermentation acide qui s'y établit, un irritant actif pour certains estomacs. Un fait que j'ai constaté mille fois c'est que les convalescents, qui en ont l'habitude, se trouvent mieux de son usage que de celui du vin. Il ne me semble pas démontré qu'il altère l'émail des dents. Les affections dentaires sont, en effet, bien plus nombreuses dans la classe indigente qui ne boit guère que de l'eau que dans la classe aisée, qui ne consomme que du cidre.

Est-il possible de s'occuper d'hygiène sans être amené à parler de l'ivrognerie ? Nos ivrognes ne sont ni moins nombreux, ni moins ardents que ceux des autres localités industrielles. Quel est l'effet de l'ingestion habituelle de l'alcool sur l'estomac ? et notamment, est-elle, ainsi que le pensent les médecins des grands hôpitaux, une cause réelle des dégénérescences et des cancers si fréquents de cet organe ?

Ce que j'ai observé n'est pas favorable à cette opinion, ou du moins, il me semble que l'on est allé trop loin. Les affections organiques de l'estomac sont loin d'être rares dans nos campagnes et, dans la grande majorité des cas, les malheureux qui y succombent, sont étrangers à tout excès. On rencontre chez nos ivrognes l'inflammation chronique de la muqueuse digestive et de ses annexes, mais ils ne m'ont offert qu'un seul cas de cancer bien évident.... Il ne faut pas espérer voir disparaître l'ivrognerie, en face de l'insuccès des efforts qui ont été faits jusqu'ici ; mais si cela m'était permis, dans le but de diminuer ces résultats désastreux, je proposerais que des mesures énergiques fussent prises contre les débitants et cabaretiers convaincus de s'enivrer, de donner à boire à des individus ivres, ou d'exciter leurs clients à boire outre mesure. Je proposerais, par exemple, que leur licence leur fut ôtée. Les délinquants sont nombreux, la plupart sont connus et flétris par l'opinion. On se demande, en outre, comment il se fait que plusieurs, en face des cours élevés de l'alcool, vendent à si bas prix, de l'eau-de-vie qui enivre aussi vite....

De ces considérations, qui embrassent Gamaches dans son ensemble, je descends à l'étude, plus détaillée, des objets partiels tels que : habitations, usines, professions, cimetière, etc. J'y trouverai l'occasion de signaler bien des réformes et des améliorations dont, je l'espère, on trouvera la réalisation possible.

Considérations partielles ou spéciales.

I. — Habitations.

Les détails topographiques que je viens de tenter indiquent une réunion de conditions hygiéniques très satisfaisantes ; malheureusement, nous allons y constater des causes locales, il est vrai, mais réelles, d'insalubrité. En tête se présentent es habitations de la classe ouvrière, bâties de plein pied avec

le sol humide, sans pavé, sans planchers, les murs en sont en
terre ; l'air et le soleil, quand ils y pénètrent, n'y obtiennent
qu'un accès insuffisant. Je citerais bon nombre de ces bouges
assez bas pour que je n'y puisse tenir debout, et tellement
étroits que les lits et les meubles se touchent ; l'air n'y est
jamais renouvelé et il faut un véritable courage pour y rester
un quart-d'heure au lit d'un malade. Serai-je cru, si j'avance
que dans un grand nombre de ces logements, chaque ouvrier
n'a pas plus de deux ou trois mètres cubes d'air confiné à
respirer pendant sept à huit heures de sommeil ? une enquête
facile démontrerait pourtant que je n'exagère pas. L'importation de l'industrie manufacturière de laquelle sont nées nos
autres industries secondaires, ne remonte guère au-delà de
vingt-cinq ans. La construction des maisons ne s'est pas ac-
crue dans la même proportion que la population qui, dans
l'intervalle des deux derniers récensements, s'est élevé de
1400 âmes à 1800 ; de là, une pénurie de logements : des
granges, des étables sont devenues des habitations... Un
groupe d'une douzaine de maisons est situé entre la Vimeuse,
au nord, et un fossé boueux à l'ouest, vers la rivière, dont il
est séparé par un trottoir d'un mètre de largeur environ ; il
est dominé par une haute futaie d'ormes. Ces maisons n'ont
jamais reçu la plus mince couche de chaux ; aussi, sont-elles
constamment humides ; l'air y est littéralement infect. Une
autre rangée de maisons est aussi entretenue dans une humidité continuelle, par sa mauvaise construction, par l'étroi-
tesse et le défaut de pente de la rue et surtout par la futaie
dont je viens de parler. Il faut ajouter que ces maisons, propriétés de particuliers peu aisés, sont au-dessous du niveau de
la rue et couvertes en chaume. La sécurité publique et l'hygiène se prêtent un mutuel concours pour hâter la suppression de ces toits. Pour peu qu'ils soient anciens, ils se révè-
tent bientôt d'une couche épaisse de lichens, de mousses, de
graminées et surtout de joubarbe. Cette couche a pour effet,
en conservant longtemps l'eau de pluie qui ne s'égoutte que

lentement, de prolonger l'humidité du sol. Le feuillage épais des ormes, tend à produire le même résultat.

Sans doute la loi qui supprime les logements insalubres ne peut être exécutée dans toute sa rigueur ; mais on ne peut retenir l'expression du regret que fait éprouver la tolérance dont ils sont l'objet à Gamaches. Il est un certain nombre de ces maisons qui appartiennent à des propriétaires aisés, on doit exiger d'eux les conditons d'insolation, de ventilation, de capacité et autres reconnues nécessaires. Est-il permis de souffrir plus longtemps que plusieurs individus, quelquefois de sexe différent, restent ainsi, pendant sept à huit heures, dans des cabinets obscurs et froids, dont les portes pleines ne sont jamais ouvertes, entourés souvent de boue, de fumier, de déjections de toute nature ? Mais ce n'est pas devant la Société Médicale d'Amiens, qu'il convient d'insister sur les dangers d'un séjour habituel ou d'un repos pris chaque nuit dans un tel milieu. Ces dangers deviennent bien plus grands encore par l'effet des maladies.

Espérons donc que notre administration municipale, qui a déjà tant fait pour la classe ouvrière, éclairée sur les dangers d'un état de choses aussi déplorable, poursuivra, dans les limites du possible, sa mission de progrès et d'améliorations. Ne pourrait-on pas exiger des garanties de salubrité, comme on exige des garanties de solidité, d'incombustibilité, d'alignement, etc ? Tels seraient l'exhaussement au-dessus du sol, et l'établissement, au-dessous du pavé ou du plancher, d'une couche épaisse de matière calcaire pour les constructions qui ne seraient pas sur cave ; paraîtra-t-il puéril de rendre aussi obligatoires les gouttières, sur la voie publique ?

II. — Pensionnat des filles.

La commune de Gamaches possède un établissement bien précieux dans la maison d'éducation dirigée par les Dames de la Providence. Les services que rendent ces dames sont connus dans toutes les localités voisines et ils font vivement regretter que l'exiguité du local ne permette pas l'admission d'un plus grand nombre d'élèves. Mais l'insuffisance des classes et des dortoirs n'est pas le seul reproche que l'on puisse faire à cet établissement, sans rival dans tous nos environs. Il est situé, en effet, au point de réunion de la plupart des industries insalubres ou incommodes dont j'ai déjà parlé : Ainsi, il est dans le voisinage immédiat d'une fonderie, d'une brasserie, d'une distillerie avec machine à vapeur et d'un fossé profond qui reçoit les immondices d'une boucherie ; les latrines sont attenantes à la maison, qui n'a qu'une cour de quelques mètres, c'est dire qu'elle manque de tout préau. Je dois ajouter que pendant l'hiver et les pluies, les élèves ne peuvent y arriver qu'après avoir traversé des bourbiers et de véritables mares, ainsi que des files de voitures attelées de chevaux vigoureux, aussi faut-il une grande prudence pour éviter des accidents dans certains jours d'encombrement. L'hiver encore, l'obscurité est à peu près complète dans ce quartier retiré et peuplé d'ouvriers dont la moralité n'est pas toujours exemplaire. Puisse l'administration supérieure accorder bientôt l'autorisation que le conseil municipal sollicite pour la construction d'un local plus vaste et plus salubre sur l'emplacement qui a été proposé !

III. — Ateliers de la filature.

Ils sont dans toutes les conditions hygiéniques exigibles. L'air y est incessamment renouvelé, la lumière y est abondante et l'espace plus que suffisant. Ils offrent, toutefois, un inconvénient que l'on trouve dans toutes les filatures de coton : c'est la température élevée que l'on est dans la nécessité d'y maintenir. J'ai vu cette température atteindre, dans plusieurs ateliers, 40° centigrades, c'est-à-dire un nombre de degrés voisin de celui au-delà duquel les animaux meurent. En temps ordinaire, elle oscille entre 22 et 27°. La température des cours est, au contraire, maintenue fort basse par le courant d'air que j'ai déjà signalé. Je note, en passant, l'affaiblissement qui résulte de cette haute température et les dangers des transitions brusques et répétées du chaud au froid. Un autre inconvénient résulte de la trop grande distance qui existe entre la filature et les logements des ouvriers. Le trajet absorbe une grande partie du temps consacré aux repas, qui se font avec trop de précipitation. On a cherché à remédier à cet inconvénient par un réfectoire établi dans la filature même ; mais on est bientôt convaincu que, si cette mesure est favorable au point de vue de la digestion, cet avantage est plus que contrebalancé par les dangers de la promiscuité..... L'influence nuisible de la poussière de coton sur les ouvriers attachés au cardage est incontestable : elle se dénote par l'irritation et même par l'inflammation de la muqueuse du larynx et des bronches. Du reste, la position de ce bel établissement est aussi saine qu'agréable, et je crois ne pas pouvoir mieux compléter ce que j'avais à dire touchant le travail dans la filature et les habitations des ouvriers que par la citation suivante que confirme tout ce que j'ai pu voir : « Les ouvriers trouvent dans « ces usines une quantité d'air suffisante et toutes les autres « conditions hygiéniques que les progrès modernes y ont introduites. Ce n'est donc pas dans les conditions matérielles « de ces établissements que les ouvriers qui travaillent depuis « longtemps dans les fabriques prennent cet aspect pâle de la « face, ce teint plombé, cet étiolement véritable qu'ils présen-« tent presque tous ; mais dans les chambres basses, froides, « noires, sales et humides de leurs demeures. » (A. Becquerel, *Traité d'hygiène*).

Le personnel de la filature porte bien ce cachet d'affaiblissement, de maigreur, de véritable étiolement propre aux ouvriers renfermés, mais il ne présente pas cet ensemble de maladies que des nosologistes et des hygiénistes lui ont assigné. Les plus fréquentes sont celles des muqueuses bronchique et gastro-intestinale. La menstruation est beaucoup moins difficile qu'on pourrait le croire. Les affections diathésiques n'apparaissent parmi les ouvriers que comme de très-rares exceptions. Je n'ai pas vu, parmi eux, pendant trois ans, un seul cas de phthisie pulmonaire. Dans les conditions de débilité où se trouvent les ouvriers des filatures, les maladies acquièrent, selon les auteurs, une gravité toute spéciale : elles sont surtout remarquables par leur tendance à la chronicité. Mes observations m'autorisent à regarder cette manière de voir comme entachée d'exagération. En trois ans, sur une moyenne de 250 ouvriers, il ne s'est présenté aucun cas d'affection chronique grave, pas une seule interruption de travail de plus de deux mois ; la durée moyenne des maladies n'a pas dépassé dix jours. Les blessures, qui sont toutes par arrachement ou par écrasement, se guérissent très-vite sous l'influence de l'eau froide et des pansements les plus simples. Je dois signaler aussi la simplicité des médications que j'ai employées.

IV. — Culture du chanvre.

Je crois devoir dire quelques mots des effets du chanvre que l'on cultive sur une assez grande échelle dans notre vallée. Les auteurs ne sont pas unanimes sur les accidents que peut produire cette culture. Or, il ne se passe pas d'été que je n'aie à constater que ces accidents, cephalalgie, vertiges, vomissements, sont bien réels. Ils s'expliquent du reste suffisamment par le séjour prolongé au milieu d'une atmosphère chargée d'émanations vireuses et narcotiques. La chaleur est ordinairement très-forte, il est vrai, lorsque les femmes, qui se livrent plus spécialement à ce travail, arrachent les pieds mâles, après la fécondation, c'est-à-dire vers la mi-août. Mais il y a dans les effets du chanvre, que j'ai vus être le point de départ d'états morbides fort graves, quelque chose de débilitant, de stupéfiant que l'ardeur des rayons solaires ne produit pas seule.

Travaux de la moisson.

Il est bien remarquable, en outre, que c'est précisément pendant les rudes travaux de la moisson que nous avons le moins de malades. Les moissonneurs seraient-ils réellement sensibles aux beautés de la nature et y trouveraient-ils un charme à leurs fatigues ? Un poète l'affirmerait et je me surprends à hésiter, dans ma réponse, sous l'impression de leurs gais propos, de leur franc rire et de leurs couplets ignorés des usines. Telle serait une des causes à l'aide desquelles on pourrait expliquer la belle santé qu'ils conservent, malgré une alimentation insuffisamment réparatrice, au milieu de travaux aussi pénibles.

V. — Cimetière.

Le cimetière actuel, dont le sol est calcaire, est à une distance suffisante des habitations. Il est placé au nord du bourg et sur le point le plus élevé, de sorte que les vents d'ouest entraînent les exhalaisons vers les champs. Les plantations d'ormes, qui s'élèvent sur les propriétés qui le séparent des maisons, s'opposeraient, au besoin, à la transmission de ces émanations, dont les effets délétères sont aujourd'hui démontrés. Son étendue est, jusqu'à présent, suffisante ; mais il est à craindre qu'il ne devienne trop étroit, dans un temps très-rapproché, si les concessions de terrain, concessions gratuites, jusqu'ici, continuent à être aussi fréquentes.

Je crois avoir épuisé tout ce que mon sujet offre d'utile à étudier, relativement à la matière proprement dite de l'hygiène. Je passe à l'étude de la pathologie comparée de Gamaches, et, de cet examen, jaillira plus évidente encore, la salubrité de cette commune.

PATHOLOGIE.

I. — Maladies épidémiques et contagieuses.

Quelle ne devait pas son insalubrité lorsqu'elle était entourée de Viviers, de fossés profonds remplis d'eau dormante, que sa place publique, si belle aujourd'hui, n'était qu'un cloaque, au milieu duquel s'élevait une église, avec son cimetière? aussi, retrouvons nous, dans nos chroniques, des traces des désastres qui décimèrent nos aïeux. « La peste pénétra à Gamaches « en juin 1587. Depuis qu'elle avait désolé Eu, en 1582, « des précautions avaient été prises, des barrières avaient « été placées aux portes, et on ne recevait qu'avec réserve « les étrangers dans la ville. Le terrible fléau fit plus de 100 « victimes... En 1596, la peste fit à Gamaches une nouvelle « irruption vers le commencement d'août. Cette fois le nom- « bre des victimes de 235 en six mois, chiffre effrayant pour « une population de 6 à 800 âmes. Il faut ajouter d'ailleurs « que tous les décès de l'année réunis à ceux de l'année sui- « vante, s'élèvent à 356, c'est-à-dire, à environ la moitié « de la population. » (*Gamaches et ses seigneurs*, par F. S. Darsy.) Nos prédécesseurs ont noté la fréquence des fièvres intermittentes qui étaient endémiques. Il y a quelques an- nées à peine, dans une commune voisine de La Vallée, elles prenaient souvent le caractère pernicieux. Quant aux épi- démies que j'ai observées depuis 18 ans, il me paraît utile de confondre leur récit, jusqu'à un certain point, avec le résumé de celles qui se sont montrées dans les localités voisines. J'ai tenu note des suivantes : en 1840, la commune d'Em- brevisse, distante de cinq kilomètres, a été ravagée par une épidémie très meurtrière de scarlatine avec angine gan- gréneuse. Dans plusieurs cas la maladie revêtît la forme pernicieuse. Je trouve, à ce sujet, dans mes notes, que l'on avait curé les mares et que la vase avait séjourné tout l'été dans la rue principale. Ce fût précisément dans le voisinage de ces dépôts que le mal fit plus de victimes. Une seule fa- mille, y perdit, en huit jours, trois jeunes filles de la plus vigoureuse santé. Cette épidémie eût la gravité du choléra... En 1852, la même commune fût envahie par la fièvre ty- phoïde, qui, pendant deux ans, y passa à l'état d'endémie, ainsi que dans les communes voisines de Dargnies et de Bui-

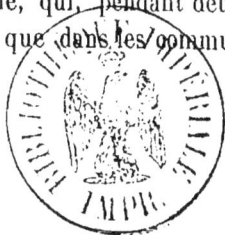

gny-les-Gamaches... En 1852 et 1853, cette maladie fit des
ravages notables à Maisnières et surtout à Maigneville, et, ce_
pendant, malgré les relations quotidiennes qui existent entre
ces différents villages et le chef-lieu de canton, nous n'avons
eu aucun cas de fièvre typhoïde. En 1854-55, une épidémie de
rougeole enveloppa l'arrondissement d'Abbeville tout entier.
Elle fût assez grave pour que, dans plusieurs communes, il fal-
lut fermer les écoles, dont beaucoup étaient devenues désertes.
Gamaches n'échappa pas entièrement à l'influence épidémi-
que ; mais cette influence se résolut en une roséole tout à
fait bénigne... Faut-il tenir compte de plusieurs cas de fièvre
intermittente et d'une épidémie de rougéole, sans gravité,
que nous avons eue à la date 1849 ? pendant l'été de cette même année, plusieurs enfants et quelques adultes furent at-
teints de variole confluente. Une dame âgée de 54 ans, vac-
cinée, fût couverte de nombreuses pustules, qui laissèrent,
après un développement régulier, des cicatrices profondes.
Un cordonnier, également vacciné, eût d'abord la rougéole,
puis une variole très-confluente, avec gonflement énorme de
la face, stomatite grave, et délire. Les cicatrices sont très pro-
noncées. Deux petits garçons succombèrent, l'un le 17e jour
de la maladie, l'autre le 15e à la stomatite gangréneuse. J'ai
fait sans, succès, plusieurs tentatives de revaccination ; dans
un cas, il s'est développé des pustules phlycténoïdes dont le
pus est resté inerte. Voici les quelques remarques qui décou-
lent de l'examen des 24 cas de choléra que nous avons eus à
cette date de 1849 : invasion subite, impossibilité d'y saisir
la plus petite trace d'importation... Une femme, entourée de
cholériques, fût prise d'une gastro-entérité aigüe qui se ter-
mina par la guérison. Une autre femme fût aussi atteinte
d'une inflammation aigüe du tube digestif; son mari et sa fille
moururent, dans le même temps, dans la même chambre et
sur la paille commune aux trois malades. Chez la fille les éva-
cuations furent excessives... Cette femme se rétablit parfaitement. Quelles circonstances défavorables à la contagion !

comment expliquer cette cohabitation du choléra de la gastro-
entérite alors que ces deux états morbides conservent leur
individualité intacte ! Je livre aux partisans de la contagion
le fait suivant qui a au moins le mérite de l'authenticité :
dans la nuit du 27 mars, je trouvai la femme Dimpre à la période d'asphyxie, pendant deux jours son enfant ne prit, pour
tout aliment, que le liquide, d'apparence à peine laiteuse,
qu'il pût extraire des seins flasques et froids de sa mère qui
mourût après une réaction incomplète due au chloroforme. Ce
nourrisson, que l'on aurait pu croire voué à une mort cer-
taine, ne souffrît pas le moins du monde de ce régime.

L'épidémie a sévi surtout sur les femmes qui ont fourni les
deux tiers des cas ; le fléau a levé aussi un large tribut pro-
portionel sur l'enfance. La vieillesse a conservé l'immunité
dont elle a joui dans les épidémies antérieures. La plupart des
malades ont été surpris dans l'isolement le plus complet de
tous cholériques. — Nous avons eu à déplorer seize décès.
Je regrette de n'avoir pas employé plus tôt le choloforme, au-
quel je crois pouvoir attribuer de belles réactions et la plus
grande partie du succès. Un assez grand nombre de cas se
rapproche évidemment de la variété adynamique des fièvres
typhoïdes... En 1850 et en 1854 nous avons eu de nombreuses amygdalites bénignes et en 1852 une épidémie de scarlatine également inoffensive. Ce sont là les seules épidémies
que nous avons observées depuis 1839. Nous avons eu, il est
vrai, plus de cholériques que les localités environnantes ;
mais qui connait les lois qui président au développement ou
à la transmission du choléra ?

II. — Maladies spodariques.

1° PHLEGMASIES. — FIÈVRES. — Ainsi que je l'ai déjà dit,
les inflammations aiguës des organes contenus dans la poitrine sont très rares, comparées à celles que nous sommes ap-
pelés à traiter dans notre clientèle du dehors. Il est certain
que ces phlegmasies sont plus nombreuses dans les villages

situés près de la forêt. Ce fait serait-il dû à l'attitude de ces communes ou aux rudes travaux que nécessite l'exploitation du bois? toujours est-il qu'il m'est arrivé detraiter, pendant un seul hiver, onze pleuro-pneumonies dans un village de 450 âmes ; plusieurs familles de bûcherons sont remarquables par la facilité avec laquelle elles contractent la pneunomie. Je répète aussi que la fièvre typhoïde ne fait parmi nous que de très-rares apparitions. Je ne me rappelle pas y avoir vu deux typhoïques dans la même maison. Il est une maladie, attribuée surtout à nos contrées, la suette ; il ne s'en est présenté aucun cas. Les suites de couches étaient encore bien meurtrières il y a un quart de siècle : elles ont perdues leur gravité, grâce aux luttes qu'il a fallu soutenir contre l'ignorance, les préjugés et surtout contre l'habitude. Les remèdes échauffants, les rôties au vin ont perdu leur vogue. On consent à supprimer les couvertures trop chaudes, à changer de linge, à renouveler l'air. Avec de l'insistance nous parvenons à obtenir un séjour au lit de quelques jours ; mais il faut, pour cela, dérouler chaque fois, le tableau des dangers d'un travail trop hatif ; citer même des femmes affligées de déviations, d'abaissements, de prolapsus de la matrice.

2° MALADIES DIATHÉSIQUES. — MALADIES CHRONIQUES. — VICES DE CONFORMATION, ETC. — L'amélioration la plus évidente qui se manifeste dans la pathologie de Gamaches est relative à l'affection tuberculeuse en général ; mais elle est surtout frappante quand on s'arrête à la pthisie pulmonaire. Que de familles enlevées ou largement décimées par les tubercules des poumons à une époque toute voisine de la notre ! Je n'en découvre dans ma mémoire et dans mes notes que cinq cas avérés depuis 17 ans. Ce progrès serait-il dû, en partie, à l'introduction de nombreux éléments étrangers dans la population indigène ? Les affections cancéreuse ne sont réprésentées, dans ce depouillement, que par deux faits de cancer de l'utérus et par un cas de cancer de l'estomac. La diathèse scrofuleuse, peu active en général, borne ses effets à des conjoncti-

vites, à des otites, à des adénopathies sans gravité. Cependant
une carie scrofuleuse des os du pied a nécessité l'amputation
de la jambe. Une famille présente cette particularité que tous
ses membres ont des déviations de la colonne vertébrale,
déviations qui n'entravent en rien l'exercice régulier des
fonctions. Pas un seul cas de mal de Pott ne s'est offert à mon
observation. Deux individus sont rachitiques, un enfant de
7 ans est affligé de spina-bifida, sa constitution est chétive,
mais il peut prendre une part active à tous les jeux de son âge.
Les métrorrhagies sont loin d'être rares; j'en ai vu un cas lié
à l'existence d'un polype, qui s'est détaché spontanément.
Une femme vient de mourir, après avoir été ponctionnée plus
de cent fois, dans l'espace de 18 ans, pour pallier les souf-
frances que lui occasionnait une hydropisie de l'ovaire. Une
vieille fille, ayant comme la malade qui précède, franchi la
soixantaine, porte, depuis plus de vingt ans, un énorme
kyste de l'ovaire; elle n'en éprouve pas la plus légère incommo-
dité. On peut dire que les maladies de l'appareil urinaire sont
inconnues à Gamaches. Je n'ai à consigner qu'un cas de gra-
velle rouge, un autre relatif à une hématurie rénale, et enfin
un cas de rétention d'urine par inflammation et abcès de la
prostate. Pas une plaie de mauvaise nature, pas un ulcère,
pas une plaie d'amputation, qui ne se soit guérie comme la
plaie la plus simple, même lorsque l'instrument avait porté
sur des tissus profondément altérés... Sur un total de 400
accouchements au moins, six seulement ont nécessité l'emploi
du forceps. Nous avons deux pieds-bots, deux aveugles, l'un
par suite d'ophthalmie syphilitique, l'autre par suite de la
variole; un sourd par l'effet aussi de la petite vérole — un
sourd-muet; trois amputés, le premier, pour carie scrofuleuse (j'en ai déjà parlé), les deux autres pour lésions trau-
matiques; trois individus, âgés tous trois de plus de cinquante
ans, se sont donné la mort; deux par submersion, le troisième
par strangulation; deux appartenaient au sexe féminin. Le
père du suicidé s'était pendu. Ces trois suicides que l'on ne

peut expliquer que par quelque altération de l'intelligence
ont été accomplis pendant la chaleur de l'été.

Tel a été, depuis 18 ans, l'état sanitaire du bourg de Gamaches.

ETHNOGRAPHIE.

La nécessité d'une méthode suffira-t-elle pour légitimer
tout ce qu'il y a de prétention dans l'intitulé de ce chapître ?
La statistique ne peut être de quelque utilité que si elle agit
sur de grandes masses, quelles données utiles, en effet, peut
produire le dépouillement des registres de l'état civil d'une
bourgade ? Dans les quatre dernières années le nombre des
naissances atteint le chiffre total de 241... 126 appartiennent
au sexe masculin, 115 au sexe féminin ; 17 sont illégitimes.
Cette proportion n'est que de quelques centièmes au-dessus de
celle de la statistique générale. Le chiffre des décès est de 175; ce
qui donne un excédant de 66 naissances ; cet excédant n'entre
donc, en chiffre ronds, que pour un sixième dans l'accroisse-
ment de la population qui a été, entre les deux derniers re-
censements, de 400 âmes... Il serait assez curieux, au point
de vue moral, de comparer l'époque des naissances des enfants légitimes avec l'époque des mariages des parents. Il
n'est pas douteux, que dans un certain nombre de cas, l'union
des sexes ne devance de beaucoup, les consécrations civile et
religieuse du mariage. Il n'est pas douteux non plus, que dans
bien des cas, le motif déterminant du mariage ne soit une
grossesse commençante, grossesse qui ne donne souvent qu'un
fruit avorté ou chétif par l'effet des précautions prises pour
la dissimuler...

Il est de rumeur publique que, chez les ouvriers, des produits de conceptions illégitimes disparaissent. J'ai de fortes
raisons pour regarder cette rumeur comme fondée et, bien

que je ne puisse citer de fait précis, je n'hésite pas à dire que bien des avortements criminels passent inaperçus dans ces bas-fonds de notre population où l'on ne retrouve même plus l'instinct de la brute. Une jeune fille a succombé dernièrement aux suites d'un avortement provoqué et produit par l'usage de la rue. La justice n'a pu saisir les preuves matérielles du crime. Mais ce crime n'en est pas moins réel. Dirai-je que dans la classe aisée la stérilité est souvent toute volontaire? Le Gamachois est généralement fort et robuste, ami de la bonne chère et notablement ichtyophage; d'un caractère gai, porté au plaisir, enclin à la satire ; empreint, peut-être, d'une trop forte dose d'indépendance, il est, en général, bien près de tenir toute espèce d'autorité pour un joug pesant. Son esprit est vif, mais assez léger, peu susceptible de grandes conceptions. La plus forte partie de l'industrie de Gamaches n'est pas d'origine gamachoise... Le langage indigène est orné de saillies qui ne sont pas toutes attiques, mais assaisonnées fortement de vieux sel gaulois. Un linguiste y trouverait des expressions, des tournures de phrases, des dictons qu'il chercherait inutilement ailleurs.

APPENDICE

relatif à plusieurs autres communes du canton de Gamaches et à la fièvre typhoïde.

Les communes qui composent le canton de Gamaches peuvent être rangées sous deux ordres très-distincts : les unes, en effet, et ce sont les plus nombreuses, sont tout-à-fait agricoles ; les autres sont exclusivement peuplées de serruriers. Dans quelques-unes, les deux industries se réunissent dans des proportions variées. Les communes livrées à l'agriculture sont toutes dans d'excellentes conditions hygiéniques par leur aisance plus grande, parce que les excès y sont moins fréquents et par la nature même des travaux. Je n'ai rien de particulier à en dire, et, du reste, dans ce qui va suivre, il sera facile de saisir ce qui leur est applicable.

Quatre villages, voisins les uns des autres, méritent, parmi les localités serrurières, une mention spéciale : ce sont Beauchamps, Dargnies, Embreville et Buigny. Les épidémies de fièvre typhoïde y ont été nombreuses, dans les trois dernieres surtout. Les vices de conformation, le rachitisme, les affections chroniques liées à la cachexie scrofuleuse, y sont endémiques. La population de Dargnies en est surtout entachée. Ces villages sont cependant situés dans la plaine, et leur altitude devrait leur donner un haut degré de salubrité. Mais ils renferment des mares qui reçoivent presque toutes des purins et laissent tous les étés leur boue à sec. J'ai signalé les cas de morts survenus à Embreville, dans le voisinage de ces boues. Les eaux de pluie, celles des fumiers, les eaux des ménages stagnent autour des habitations trop accumulées. Ces amas d'eau dormante sont dus au défaut de pente du terrain, à l'imperméabilité du sous-sol, de nature argileuse, et à l'existence d'un grand nombre de hautes futaies d'ormes, dont les branches sont presque horizontales et le feuillage très épais. Quelle que soit l'influence revivifiante de ces plantations sur l'atmosphère, il est permis de se demander si elles ne sont pas plus nuisibles par l'humidité qu'elles entretiennent qu'utiles par la purification de l'air. Je dénonce encore les couvertures en chaume. L'accumulation des logements, que je viens d'indiquer, est surtout considérable à Dargnies. On est étonné sans doute de rencontrer cette cause d'insalubrité dans un village, et c'est un des abus que produit le morcellement indéfini de la propriété foncière...... N'est-ce pas pour ces maisons qu'il paraîtrait utile d'exiger les précautions et les mesures que j'ai hasardées à la page 152, tels que l'exhaussement, l'établissement d'un pavé ou d'un plancher, et au-dessous une couche de matière calcaire lorsque la construction ne serait pas sur cave ?.....

FUMIERS. — Quelle que soit l'opinion que l'on adopte sur les effets des fumiers, il n'est guère possible de nier que la fermentation qui s'y établit ne répande dans l'atmosphère des gaz et des miasmes nuisibles. Je n'ai comme preuve de la nocuité de ces effluves que ce fait : que presque tous les cas de fièvre typhoïde que j'ai vus se sont présentés dans le voisinage d'eaux de cour stagnantes, de purin ou de fumier. Ce fait est certain pour ce qui est relatif aux cas multiples, c'est-à-dire pour ceux où la contagion est admise par beaucoup de praticiens ruraux. L'odeur infecte qui s'exhale de certains fumiers n'est-elle pas, d'ailleurs, un indice suffisant d'insalubrité ? Les fumiers insalubres seraient surtout ceux qui reçoivent les eaux des ménages, le sang des boucheries, etc., et qui ne sont pas bien aérés. Ils devraient donc être tenus à une grande distance des habitations, et les purins ne devraient pas s'écouler dans les mares ni dans les rues. Il est regrettable que la plupart des cultivateurs ignorent encore la valeur de cet engrais, que j'ai vu produire de si beaux résultats par voie d'arrosement. La science agricole et l'hygiène triompheront-elles de la routine ? elles ne peuvent que solliciter de l'administration supérieure les règlements et arrêtés nécessaires,

Les ouvriers serruriers travaillent dans des boutiques où se rencontrent toutes les conditions qui font les habitations malsaines. De plus leur peau est toujours enduite d'une couche épaisse de matière noire, mélange de poussière de charbon, de fonte et de sueur. Il est évident que ce vernis supprime les fonctions de la peau telles que: absorption, exhalation, respiration supplémentaire. Les dangers de cette suppression ont été démontrés expérimentalement par MM. Becquerel et Breschet. A toutes ces causes de débilitation et de cachexies, il faut ajouter la nourriture presque toute végétale. Est-ce dire toute la vérité, que de dire avec M. A. Payen : « que la consommation moyenne (en viande) « d'un habitant des campagnes n'est pas même le cinquième,

« de ce qu'un parisien consomme et de ce qui conviendrait
« pour une bonne alimentation.» (*Des substances alimentaires*).
Que d'ouvriers, pères de famille, n'ont pour aliments, que
du pain, de mauvaise qualité souvent, et des légumes? Nos
campagnes sont sillonnées aujourd'hui de bons et nombreux
chemins; mais, il y a peu d'années, les communications étaient
bien difficiles et rares ; les ouvriers étaient, du reste, cloués
à leur étau, par la gène, et voyageaient fort peu; il en résul-
tait de trop fréquents mariages entre les habitants de la
même commune et même entre parents. Jusqu'à quel point
peut-on faire intervenir le défaut de croissement, comme
agent pathogénique, dans un état morbide pour ainsi dire
constitutionnel et si bien circonscrit ? Il est un fait bien élo-
quent, sur les lieux mêmes: c'est celui d'une famille nom-
breuse, riche, se recrutant depuis un siècle de ses propres
membres, et dans laquelle, la scrofule héréditaire s'est tellement implantée, que l'esprit le moins clairvoyant peut prévoir
une dégénérescence rapide au physique, comme au moral.
Trois membres nés ou devenus idiots indiquent clairement
que ce résultat est prochain.

Les maisons d'école des communes rurales sont loin d'offrir,
en général, les garanties hygiéniques que l'on est en droit
d'espérer. Mais il en est une surtout qui se trouve dans les
conditions les plus déplorables ; c'est celle de la commune de
Buigny-les-Gamaches : qu'on se figure une écurie, humide à
ce point que l'instituteur est dans la nécessité de recommander à ses élèves, d'apporter des bouts de planches pour mettre
sous leurs galoches, tant le sol est humide. Telle est la maison
d'école en temps ordinaire ; mais en temps de pluie, ce doit
être un vrai bourbier.

Fièvre typhoïde. — Je serais incomplet et je n'aurais pas,
sans doute, rempli l'intention de la Société Médicale, si je ne
revenais pas sur la fièvre typhoïde, pour l'envisager sous le
point de vue, si controversé, de la contagion ; et, d'abord,
qu'il me soit permis de poser cette question : la fièvre ty-

phoïde est-elle réellement aussi fréquente qu'on le dit ? Sydenham, Lieutaud se sont posé la même question par rapport
aux fièvres putride et maligne : ils ont constaté que l'on abu-
sait déjà de ces dénominations : « les fièvres sont loin d'être
« communes, dit le judicieux Sydenham. » Stoll fait ob-
server que « l'inflammation se cache plus souvent qu'on ne le
« pense ordinairement sous la forme de fièvre putride, ou se
« complique avec elle. Un diagnostic exact, ajoute-t-il, est
« extrêmement nécessaire dans ce cas , mais extrêmement
« difficile. »

L'auteur de la *Nosographie philosophique* a signalé, en
termes énergiques, l'abus que l'on faisait, de son temps, de
la *dénomination de fièvre maligne qu'on donnait le plus souvent indistinctement aux maladies les plus graves*. N'est-il
pas vrai que le cours actuel des idées nous porte à déclarer
typhoïdes des états morbides qui n'ont de typhoïde que les
apparences , des phlegmasies aiguës avec des symptômes
réactionnels plus ou moins intenses du côté des centres ner-
veux ? J'ai vu plusieurs de ces inexactitudes de diagnostic,
et j'en ai commis plus d'une. Mais ce n'est pas principalement
pour signaler les traitements irrationnels fondés sur ces dia-
gnostics erronnés que j'insiste sur ce sujet ; mon but est
d'appeler l'attention sur la terreur qu'inspire aux populations
la fièvre typhoïde et de recommander la plus grande réserve
lorsqu'il s'agira de se prononcer sur la nature des maladies
graves. C'est bien là le cas de s'abstenir dans le doute. Mais
quelle ne sera pas l'épouvante, si à celle qu'inspire la maladie
seule , on ajoute l'épouvante plus grande encore de la contagion ? Dans l'immense majorité des cas, je n'ai vu qu'un malade par maison ; je n'ai vu qu'une seule fois une garde-
malade, c'était une jeune femme, nouvellement accouchée,
prendre la fièvre typhoïde et l'emporter dans sa propre famille. Dans les cinq ou six occasions de faits multiples que
j'ai rencontrés, voici comment les choses se sont passées : les
parents sont tombés malades, dans un ordre de succession qui

s'est établi en raison directe de la fréquence et de l'intimité des soins donnés, en raison inverse de la force physique et de l'énergie morale des personnes qui donnaient ces soins. Ainsi c'était, le plus souvent, après beaucoup de jours et de nuits passés au lit du typhoïque, alors que celui-ci entrait quelquefois en convalescence, ce n'était qu'affaibli par par la fatigue, par la frayeur et par une nourriture insuffisante, que le garde-malade s'alitait à son tour..... En admettant la division, réellement fondée, de la fièvre typhoïde en cérébrale, pectorale et abdominale, j'ai remarqué que les cas multiples présentaient presque toujours cette dernière forme. S'il y a transmission, le miasme, qui en est l'agent, résiderait-il dans les matières qui constituent les selles ? Cette conjecture a été émise pour le choléra. Je rappelle que dans les cas multiples j'ai toujours trouvé des foyers infects dans le voisinage des habitations. Maintenant, quoiqu'il en soit de la contagion, et cette contagion étant admise, est-il sage de la proclamer, ou plutôt le devoir de l'administration et de ses médecins, notre devoir à tous, n'est-il pas de rassurer le moral des populations ? La réponse n'est pas douteuse pour nous, praticiens ruraux, qui avons vu tant de cholériques et de typhoïques, délaissés de leurs voisins, de leurs amis et même de leurs parents, n'obtenir que très-difficilement des soins mercenaires. Quel regret ne doit pas éprouver le médecin en face d'un tel abandon, lorsqu'il a eu l'imprudence de laisser échapper ces grands mots : *Fièvre typhoïde ! Contagion !...* Quel remords ne doit pas oppresser celui qui les a prononcés par un indigne calcul ! Oui, dans les villes, il peut être sans danger, utile même, d'isoler les malades. Les liens de la famille y sont plus serrés, quoiqu'on en dise ; et d'ailleurs, de nombreuses institutions de charité y tiennent lieu de famille et consacrent aux malades des soins dévoués et intelligents : mais il n'en est pas de même à la campagne. Le paysan n'est, que trop souvent, parent que pour hériter. Il ne comprend pas le dévouement, il n'y croit pas. Si donc on doit considérer le malheureux typhoïque

comme un foyer d'infection, qu'on lui procure ces secours que
ses amis et sa famille lui refusent et que prodiguent aux malades des villes ces religieuses dont aucun danger n'arrête le
zèle. Et, à ce propos, sortirais-je de mon sujet si j'émettais le
vœu, tant de fois émis, réalisé, dit-on, dans un autre départe-
ment, par notre préfet actuel, que l'ouvrier rural pût trouver
des soins médicaux gratuits ? Le médecin se fatigue devant le
grand nombre d'indigents qui s'adressent à lui, et en face
d'une misère telle que les secours pharmaceutiques sont inac-
cessibles. Le pauvre artisan, accablé sous le poids de travaux
insuffisamment rémunérés, mal logé, mal vêtu, mal nourri,
jette un œil d'envie sur les ouvriers des grands centres. Il les
voit secourus et soignés avec sollicitude : il se croit, et il est
souvent meilleur qu'eux ; il part pour la ville. Que les riches
propriétaires ruraux laissent tomber, sur leur village, quelque
parcelle, si petite qu'elle soit, de ces riches legs ou donations
qu'ils font souvent aux établissements charitables des villes !
que l'administration réalise, dans les limites du possible (l'ouvrier des champs est patient), les promesses descendues du
trône impérial jusque dans les hameaux et nos ouvriers n'émi-
greront plus. Que l'on soit bien convaincu que l'ignorance
seule du paysan n'explique pas le peu d'empressement qu'il
met à soigner sa santé : il faut tenir compte de sa gène presque
continuelle ; s'il s'adresse souvent aux charlatans, s'il con-
sulte ordinairement les pharmaciens, c'est pour éviter les
frais de visite. Mais dans tous les cas, l'administration doit le
protéger contre les pièges tendus à sa crédulité, ou à sa parci-
monie. Que dire de la conduite de ce maire, qui, l'hiver der-
nier, délivra à plusieurs de ses administrés des certificats
d'indigence pour l'obtention gratuite des consultations et des
drogues qu'un charlatan débitait sur la place publique ? Cet
industriel n'a pas emporté de cette commune moins de 70 à
80 francs de bel et bon argent.

Parmi les services rendus par les médecins ruraux se dis-
tinguent ceux qui sont dûs aux vaccinateurs ; on peut affir-

mer que tous les enfants sont efficacement vaccinés ; et c'est avec raison qu'un arrêté préfectoral décide que les *vaccinateurs ne seront tenus de vacciner gratuitement* que les indigents.

Résumé des améliorations.

Si je ne me fais illusion, on peut conclure de ce qui précède que, 1° Gamaches est une localité très salubre, — 2° que les causes d'insalubrité que l'on y trouve ne sont pas inhérentes à la localité même, 3° que ces causes, qui sont toutes accidentelles, peuvent être détruites ou notablement amoindries, 4° qu'il suffit, pour cela :

1° De faire exécuter les arrêts et les jugements qui suppriment les couvertures en chaume, et qui ordonnent leur démolition (ceci est surtout relatif aux communes rurales proprement dites) ;

2° D'appliquer autant qu'il est possible de le faire, la loi sur les logements insalubres ;

3° D'exiger, pour les constructions neuves, les garanties de salubrité que j'ai indiquées page 132, ou d'autres jugées plus utiles ;

4° De s'opposer à l'écoulement des résidus de la distillerie dans la Vimeuse ;

5° D'autoriser la commune de Gamaches a construire un local plus convenable pour les sœurs d'école ;

6° D'empêcher ou de réprimer l'écoulement des eaux de fumiers, de boucherie, etc., dans les mares et dans les rues ; ces mesures seraient surtout utiles dans les communes agricoles ;

7° De faire enlever les boues plus souvent ;

8° De faire élaguer les arbres avec le plus grand soin ;

9° De veiller avec attention à l'exécution des lois et règlements qui régissent la boulangerie ;

10° De vendre la viande par catégories de morceaux et de prix. Cette mesure serait d'une haute portée en généralisant ou en étendant la consommation des viandes de qualité moyenne ou même de troisième qualité. L'alimentation deviendrait ainsi plus variée, plus complète et plus salubre.

11° De surveiller la qualité du lait.

12° Il est dans les villages, une violation habituelle du code rural, celle de l'art. 13 de l'appendice de ce code, qui prescrit l'enfouissement des bestiaux morts ; je signale surtout les inconvénients de l'usage qu'ont les taupiers d'accrocher aux branches, comme trophée, des guirlandes de taupes, dont la putréfaction dégage une des odeurs les plus infectes que l'on puisse supporter. La nécessité d'une répression sévère est démontrée par les accidents graves et même mortels produits par les piqûres d'insectes qui s'étaient repus des restes putréfiés des cadavres restés sur le sol.

13° Enfin l'hygiène réclame la suppression, ou l'assainissement de la maison d'école de la commune de Buigny-les-Gamaches.

Qu'il me soit permis, en terminant, de joindre ma voix à celle de l'autorité municipale, et de solliciter, avec tous les amis de nos pauvres, la désunion de notre bureau de bienfaisance et de l'hospice de Saint-Valery. Le nombre de nos indigents s'est considérablement accru, et le moment n'est peut-être pas éloigné où les revenus du bureau et les souscriptions de la Société des Amis des Pauvres seront insuffisants. Qui ne voit d'ailleurs les inconvénients du transport de nos malades à une distance de 26 à 28 kilomètres ?

Puisse donc l'autorité supérieure, si protectrice des malheureux, rendre aux nôtres la plénitude de leurs biens.

Maintenant ai-je rempli complètement les vues de la Société Médicale ? Je n'ose l'espérer, mais j'ai la conviction d'avoir été vrai.

26 juin 1857.

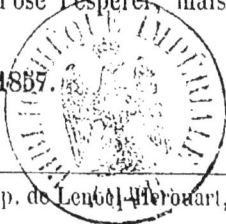

Amiens. — Imp. de Lenoel-Hérouart, rue des Rabuissons, 10.

209